QUELQUES

REMARQUES ET OBSERVATIONS

RELATIVES

AUX FRACTURES DU CRANE,

Suivies d'un cas de fracture indirecte du corps de la première vertèbre lombaire et d'une observation de flexion permanente, par refoulement, de l'os radius chez l'adulte.

QUELQUES
REMARQUES ET OBSERVATIONS
RELATIVES
AUX FRACTURES DU CRANE,

Suivies d'un cas de fracture indirecte du corps de la première vertèbre lombaire et d'une observation de flexion permanente, par refoulement, de l'os radius chez l'adulte.

PAR

F. S. J. PINGRENON,

DOCTEUR EN MÉDECINE, CHIRURGIEN-MAJOR DE 1.re CLASSE AU 15.e D'ARTILLERIE-PONTONNIERS, CHEVALIER DE LA LÉGION D'HONNEUR, MEMBRE DE LA SOCIÉTÉ DES SCIENCES PHYSIQUES ET CHIMIQUES DE FRANCE, ETC.

« *Ars medica tota est in observationibus.* »
BAGLIVI.

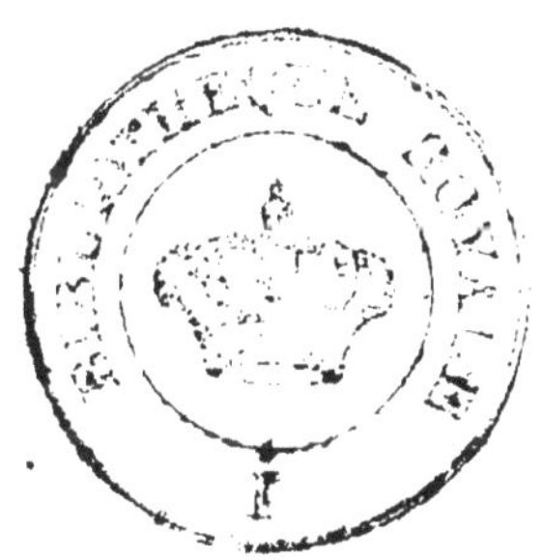

STRASBOURG,
Imprimerie de V.e BERGER-LEVRAULT, rue des Juifs, 33.

1844.

QUELQUES

REMARQUES ET OBSERVATIONS

RELATIVES

AUX FRACTURES DU CRANE.

On sait que les fractures du crâne avec enfoncement, plaie, etc., sont généralement et justement considérées (toutes choses à peu près égales d'ailleurs) en raison de leur diagnostic facile, comme moins graves que les fractures simples, dont l'existence occulte, souvent très-difficile à bien reconnaître, devient parfois l'objet d'opérations plus ou moins hasardeuses ou tardives, motivées sur ce précepte de Celse : *melius est anceps, quam nullum*. Les insuccès fréquents de l'opération du trépan, dans ce dernier cas, ont mis des auteurs également recommandables dans le doute sur le degré d'utilité de cette opération, préconisée par les uns, et presque totalement proscrite par les autres. Ce désaccord provient, selon nous, de ce que, pour rendre cette opération fructueuse, il faut promptement saisir les cas qui la nécessitent; chose si difficile parfois même pour les chirurgiens les plus expérimentés, que la plupart préfèrent, avec raison, de s'en abstenir et de n'en faire usage que dans les cas où le cerveau et ses annexes sont blessés ou irrités par la présence de corps étrangers accessibles, ou de fragments d'os enfoncés : alors faut-il encore distinguer les enfoncements modérés plus ou moins larges, résultant d'écrasement ou de l'action de corps contondants à large surface, mus avec peu de vitesse, d'avec ceux anguleux qui ont percuté le crâne avec force dans un seul point, comme le ferait un coup de marteau porté par un de ses angles. Dans le premier cas, le crâne a cédé ordinairement en se fracturant sans éclats intérieurs, il comprime le cerveau sur une surface plus ou moins étendue, ce qui détermine plutôt l'assoupissement et la stupeur, jusqu'à un certain point supportables sans danger immédiat, que l'inflammation promptement funeste, qui est presque toujours la conséquence immédiate d'une compression anguleuse restreinte, qui irrite et blesse plus ou moins le cerveau et ses enveloppes membraneuses, comme dans le second cas. Il en résulte que, d'une part, la compression étant modérée, on peut assez souvent tenter avec succès la guérison à l'aide des saignées générales, des saignées locales permanentes [1], aidées de boissons simples, parfois laxatives, et de révulsifs légers sur les membres ab-

---

1 M. Gama a démontré, le premier, dans un traité justement estimé, les avantages des saignées locales, permanentes, dans le traitement des plaies de tête et de l'encéphalite consécutive.

dominaux; médications qui tendent à prévenir, à tempérer ou à résoudre l'inflammation et l'épanchement sanguin consécutifs, après la disparition desquels le cerveau, habitué à une légère compression, reprend l'intégrité de ses fonctions; tandis que d'autre part, la compression anguleuse plus ou moins forte qui blesse, est une cause incessante d'inflammation, etc., qu'il faut se hâter d'enlever, le succès de l'opération du trépan dépendant surtout alors de la célérité que l'on met à y recourir. C'est ce que je vais essayer de démontrer brièvement par les observations suivantes :

PREMIÈRE OBSERVATION.

Fracture au crâne avec enfoncement, guérie sans accident, sans opération et sans aucune suite fâcheuse, l'enfoncement subsistant.

Dumont (Joseph), âgé de 21 ans, fortement constitué, travaillait à enfoncer des pilotis dans la Meuse, près de Givet, le 22 novembre 1820, lorsqu'il fut frappé accidentellement, sur la région antérieure de la tête, par l'extrémité arrondie d'un levier de bois, mu avec une grande force. La violence du coup le renversa sans connaissance et il éprouva quelques vomissements. Revenu à lui une demi-heure après, il se plaignit de douleurs à la tête, vers le lieu frappé, ainsi qu'à la région lombaire. Cependant il retourna à pied à son domicile, éloigné d'un d'un demi-kilomètre. Quelque temps après il eut encore des vomissements, la fièvre survint, la céphalalgie augmenta et fut bientôt accompagnée de pesanteur.

Le lendemain, aux symptômes énoncés se joignit un léger assoupissement; c'est alors que je fus appelé à visiter ce blessé, qui offrait les symptômes suivants: face colorée, yeux larmoyants, chaleur à la peau, pouls accéléré, dur et inégal, douleurs pulsatives dans toute la tête, notamment vers le lieu frappé. Par le toucher, je sens qu'une portion de l'os coronal est enfoncée; le tégument épicrânien est gonflé dans presque toute son étendue, surtout antérieurement jusqu'aux paupières supérieures; la partie lésée n'offre qu'une légère contusion, avec un léger froissement de l'épiderme. On y distingue parfaitement un enfoncement résistant de neuf millimètres de profondeur de forme ovalaire, et de quatre centimètres et demi de longueur sur environ trois de largeur, s'étendant obliquement de bas en haut et de dedans en dehors, depuis le côté externe de la bosse coronale gauche jusque vers la suture fronto-pariétale du même côté. Du reste, tous les mouvements s'exécutent bien et il n'existe qu'un peu de lenteur dans l'exercice des facultés intellectuelles. Aussitôt je pratique une large saignée; la tête, rasée dans toute son étendue, est recouverte d'un cataplasme émollient; une tisane d'orge stibiée et un lavement sont prescrits. Le 25

(3.e jour de l'accident), persistance des mêmes symptômes, nuit agitée, enduit muqueux de la langue, soif, plaintes par intervalles; le tégument épicrânien, correspondant à la fracture, est douloureux, ecchymosé; la douleur lombaire a disparu.

M. Zinck, que j'avais demandé en consultation, reconnut aussitôt l'existence de la fracture; il fut d'avis, vu la modération et l'état stationnaire des symptômes, que l'on continuât l'usage des mêmes médications, se réservant toutefois, s'il survenait de l'augmentation dans les signes de compression, d'appliquer le trépan, pour extraire ou soulever la portion d'os enfoncée. Le soir, exaspération des symptômes, pouls développé: réitération de la saignée, continuation des autres prescriptions.

Le 26, amélioration, diminution du gonflement, extension de l'ecchymose : mêmes prescriptions; point de saignée.

Le 27, bien que le blessé eût un peu reposé, le pouls est plus développé; l'assoupissement et la céphalalgie continuent, et une exaspération le soir détermine à pratiquer une troisième saignée.

Le 28, le gonflement, l'ecchymose et l'assoupissement sont diminués; la lenteur des facultés intellectuelles persiste. Le soir, exaspération nouvelle, avec fièvre, céphalalgie gravative, plénitude du pouls. Une quatrième saignée produit un soulagement marqué.

Le 29, le blessé répond moins lentement aux questions qu'on lui fait; il demande à manger. L'enfoncement du coronal est visible par suite de la disparition du gonflement; l'exaspération du soir est presque nulle : on continue le cataplasme, la tisane stibiée, auxquels on ajoute un lavement et une tasse de bouillon.

Le 30, le mieux continue, le malade veut se lever : mêmes prescriptions et pruneaux.

Le 1.er décembre, le blessé se promène dans sa chambre; il ne souffre plus que lorsqu'on presse sur la fracture, ou qu'il fait quelque mouvement brusque : ses facultés intellectuelles ont repris leur activité. Tisane stibiée, soupe et pruneaux.

Les 2, 3 et 4, continuation; mêmes prescriptions et augmentation graduelle des aliments. Dès lors il continua à aller de mieux en mieux et reprit son travail le 24 décembre, sans éprouver d'autre incommodité qu'un peu de gêne vers la fracture, pendant les premiers jours et ultérieurement lors des changements de temps. M. Zinck[1] et moi nous revîmes cet homme à la fin d'avril 1821, c'est-à-dire quatre mois plus tard. L'enfoncement du coronal était très-sensible à la vue et au toucher, le rebord qui existait autour était affaissé et arrondi,

---

1 Chirurgien principal en retraite, ex-chirurgien en chef de l'armée du nord.

et l'on pouvait y appuyer fortement sans occasionner de douleur.

Cette observation vient à l'appui de ce que j'ai dit, que les corps à surface plus ou moins large et arrondie, qui frappent le crâne avec plus ou moins de force, y produisent ordinairement des fractures sans éclats intérieurs, avec enfoncement modéré plus ou moins étendu, amenant des accidents cérébraux que l'on peut espérer de vaincre par des déplétions sanguines abondantes, la diète et les révulsifs appropriés. Je ferai remarquer, toutefois, qu'aujourd'hui je n'emploîrais plus aussi constamment le tartre stibié tant recommandé par Desault, et que je joindrais les saignées locales permanentes aux déplétions sanguines générales, aux laxatifs et aux révulsifs externes modérés sur les extrémités inférieures, sans recouvrir de cataplasmes émollients toute la tête, que la chaleur peut congestionner et le poids fatiguer.

2.e OBSERVATION.

Fracture au crâne avec enfoncement; commotion légère; encéphalite; paralysie du bras et de l'œil droit, suivie de guérison, l'enfoncement subsistant.

Étant en garnison à Rennes avec le 4.e d'artillerie, je fus chargé, dans l'été de 1831, de donner des soins à une femme d'environ 40 ans, mère de plusieurs enfants, qui avait été renversée dans la rue par un cheval du régiment, lancé au galop en revenant de l'abreuvoir. La tête ayant porté en arrière sur un pavé proéminent, elle avait perdu connaissance et avait été transportée chez elle, où bientôt elle avait recouvré ses sens à la suite de quelques vomissements. Un médecin de la ville lui avait prescrit, peu de temps après l'accident, la diète, quelques sangsues sur les apophyses mastoïdes, une boisson rafraîchissante et un bain de pied. En la visitant le soir, sur l'invitation de M. le colonel Charpentier, je reconnus, vers la bosse occipitale supérieure gauche, l'existence d'une bosse oblongue, s'étendant de haut en bas dans l'étendue de neuf centimètres sur quatre de largeur, analogue aux bosses signalées par J. L. Petit, c'est-à-dire, dure à son pourtour, molle à son centre, et laissant du doute sur l'existence d'un enfoncement au crâne : du reste, pesanteur de tête, sensibilité à l'endroit contus, pouls à peine accéléré, mais plein. Je pratiquai une saignée et prescrivis de la limonade. Le lendemain, je priai M. le docteur Révault, qui avait vu la malade la veille, et M. Desruelles, chirurgien en chef de l'hôpital militaire, de se réunir à moi, pour décider s'il y aurait lieu de trépaner, pensant qu'il devait exister une fracture avec enfoncement à l'occipital. MM. les consultants n'ayant pas osé se ranger de mon avis, il fut convenu que, dans le doute, on inciserait crucialement la tumeur, afin de s'éclairer. En la pratiquant, je sentis un craquement sous la pointe de mon bistouri, qui confirma mon jugement, le doigt promené dans la plaie ne laissant d'ailleurs aucun doute sur l'existence d'une fracture avec enfoncement modéré. Cependant, malgré la crainte que j'éprouvais, de voir prochainement arriver des accidents cérébraux, que j'espérais pouvoir prévenir en trépanant, pour soulever ou enlever les fragments enfoncés, mes confrères furent d'avis de temporiser, en employant tous les moyens de l'art, tels que saignées, sangsues, etc., pour prévenir ou tempérer les accidents inflammatoires qui pourraient survenir. Dès lors je résolus de combattre à outrance l'encéphalite que je redoutais, bien décidé à ne plus recourir au trépan ultérieurement. La troisième nuit fut agitée; il y eut des mouvements convulsifs dans le bras droit. Bientôt des symptômes d'encéphalite, le coma, avec paralysie du bras et de l'œil droits, survinrent et persistèrent avec un degré peu variable, pendant six jours, malgré les saignées générales répétées jusqu'à six fois en quatre jours, et 70 sangsues appliquées successivement, par 12, aux tempes et au cou, joints aux lavements laxatifs, à la limonade et aux frictions irritantes, avec le vinaigre sinapisé chaud sur les extrémités inférieures. La malade, affaiblie, ayant la face pâle, le pouls petit, l'œil terne, la respiration suspireuse, laissait peu d'espoir de guérison : fatigué de l'emploi des sangsues, qui prenaient difficilement sur une peau décolorée, je résolus de recourir de nouveau, comme moyen extrême, à une saignée du bras, que je portais à la quantité d'un verre. Cette dernière émission sanguine, en raison sans doute de l'affaiblissement de la malade, produisit une grande amélioration, qui persista et fut suivi d'un rétablissement lent, à la vérité, mais tellement complet, que la malade vint me remercier trois mois après l'accident, ayant recouvré en partie son embonpoint, jouissant de l'usage de l'œil et du bras droits : il ne lui restait qu'une légère dépression à l'occiput, sous la cicatrice cruciale résultant de l'incision que j'y avais pratiquée.

La maladie qui fait le sujet de cette observation, beaucoup plus grave que la précédente, démontre comme elle la possibilité de guérir, sans opération, les accidents cérébraux résultant d'enfoncements modérés du crâne, déterminés par l'action de corps larges et arrondis. On a pu voir la légère commotion, suivie, le troisième jour, d'irritation des méninges, et bientôt de coma avec paralysie du bras et de l'œil droits, dus en partie à l'enfoncement léger du crâne, à quelque peu d'épanchement et à l'encéphalite partielle, résister d'abord à l'influence des saignées générales et locales répétées avec hardiesse, céder ensuite, malgré la persistance de l'enfoncement du crâne, à une dernière saignée du bras, faite en désespoir de cause, avec un bonheur inespéré.

3.e OBSERVATION.

Fracture au crâne avec enfoncement; percussion à la région postérieure droite de la tête, avec un manche à balai; point de commotion; symptômes prompts de compression; coma, hémiplégie, suivis de délire : guérison presque complète, malgré l'existence d'un léger enfoncement du crâne à la région lambdoïdienne droite.

Valez (Louis), pontonnier, reçut, le 13 avril 1840, un coup de manche à balai à la région postérieure droite de la tête. Il voulut d'abord se défendre; mais il sentit bientôt le besoin de s'asseoir, d'appuyer sa tête sur une table qui était dans sa chambre et de se coucher un instant après. Appelé à le visiter peu après l'accident, il avait déjà une tendance à l'assoupissement. Je lui pratiquai une saignée et le fis porter à l'hôpital, où MM. Bégin, Lustreman, Malle, incertains sur le siége précis de la fracture du crâne, qu'ils pensaient devoir exister à la portion écailleuse du temporal droit, combattirent les accidents cérébraux, le coma et l'hémiplégie, par la saignée générale et de nombreuses sangsues appliquées en permanence, pendant plusieurs jours, sur le siége présumé de la lésion. Pendant un certain temps, les symptômes de compression et d'encéphalite étaient tels, que le blessé semblait devoir inévitablement succomber; il ne recouvrit en partie le libre exercice de ses facultés intellectuelles et les mouvements du côté paralysé que le 13 juin, c'est-à-dire deux mois après l'accident; il délira ensuite à plusieurs reprises, recouvrit de nouveau ses facultés intellectuelles, et sortit, après cinq mois de séjour à l'hôpital, en conservant de la faiblesse et de la gêne dans les mouvements du bras et de la jambe du côté gauche, qui ne se dissipèrent qu'incomplétement à la longue, et forcèrent à réformer cet homme ultérieurement. Le coup qu'il avait reçu, avait produit un léger enfoncement du crâne vers la suture lambdoïde, près l'angle postérieur et inférieur du pariétal droit; région où les vaisseaux, émanant de l'artère méningée moyenne, pénètrent en certain nombre dans le diploé. Le déchirement de quelques-uns d'entre eux explique l'assoupissement promptement survenu, par l'épanchement sanguin qui en sera résulté, et les altérations pathologiques consécutives à l'encéphalite, comment il s'est fait que le blessé n'ait pas recouvré toute sa force dans les membres précédemment paralysés; car l'enfoncement léger du crâne, qui subsiste, n'aurait pu s'y opposer.

4.e OBSERVATION.

Fracture au crâne par écrasement; enfoncement de la région frontale de l'os coronal; compression du cerveau pendant quinze jours; assoupissement profond, qui disparaît aussitôt après l'enlèvement et le soulèvement d'une partie des esquilles; suivie de gastro-hépatite, de convulsions produites par quelques esquilles détachées et sorties ultérieurement avec le pus d'un abcès et de guérison.

Bobin, âgé de 39 ans, d'un tempérament lymphatique, d'une stature moyenne, faiblement constitué, quoique bien portant, demeurant à Fontenay-le-Comte (Vendée), fut entraîné dans l'éboulement d'une carrière où il travaillait, à Pouillet, le 20 avril 1824. Sa tête, frappée au front, resta engagée sous des masses de pierres jusqu'à ce que plusieurs de ses compagnons aient pu parvenir à l'en dégager. Transporté sans connaissance dans une auberge voisine, le chirurgien du village lui pratiqua une saignée, lui fit appliquer quelques sangsues aux tempes et pansa une petite plaie au front avec de la charpie. Aucun accident autre que l'assoupissement plus ou moins profond, et une légère inflammation à la plaie, n'eurent lieu pendant les dix premiers jours; le chirurgien faisait même espérer un mieux prochain, lorsqu'un gonflement assez considérable des paupières et de la face déterminèrent les parents à faire appeler M. Léonardon, chirurgien à Fontenay-le-Comte, lequel, ayant reconnu l'existence d'une lésion grave du crâne, fit amener le blessé à l'hôpital de ladite ville le 3 mai, treizième jour après l'accident. Alors les paupières étaient excessivement gonflées; la plaie, en suppuration, laissait échapper difficilement, à son centre, du pus venant d'un foyer profond. Après avoir débridé légèrement, il reconnut que la région frontale du coronal, dépouillée du péricrâne, était fracturée et enfoncée dans une grande étendue. Prié par lui d'aller voir ce blessé, conjointement avec plusieurs autres confrères, nous nous rendîmes à l'hospice le 5 mai, à midi, où nous le trouvâmes dans l'état suivant : face pâle, bouffie; paupières tuméfiées; assoupissement profond; pupilles dilatées, se contractant à la lumière d'une bougie; respiration suspireuse; pouls petit, peu accéléré; chaleur modérée; ventre tendu, ballonné, mouvements spasmodiques dans les muscles des bras; le centre du front est le siége d'une petite plaie accompagnée d'un enfoncement du coronal assez considérable pour être jugé à l'œil. En attendant l'arrivée de plusieurs autres confrères, appelés en consultation, je rasai le crâne dans une grande étendue, et je proposai d'inciser largement, afin de mettre à découvert la fracture, qui paraissait s'étendre depuis l'une et l'autre apophyses orbitaires externes, les arcades surciliaires, la bosse nasale inférieurement, et avoir pour limites supérieures les bosses coronales. Ceci étant décidé et pratiqué sur-le-champ, sans que le blessé ait manifesté de douleur, je parvins, conjointement avec M. le docteur Geay, l'un des consultants [1], à soulever la plupart des portions d'os enfoncées, en faisant, avec une forte spatule, un levier du premier genre; l'arcade et une portion de la voûte orbitaire du côté droit, privées d'adhérences, sont enlevées, ainsi que la lame interne du sinus frontal, qui laisse à nu l'extrémité antérieure du sinus longitudinal, par où s'échappe une petite quantité de sang noir. L'arcade surciliaire et orbitaire du côté gauche n'ayant pu être soulevée, reste enfoncée. La dure-mère, recouverte de quelques caillots que l'on enlève, est ainsi mise à découvert, depuis la région orbitaire droite, jusque vers la gauche, et dans l'étendue de plus de trois centimètres de haut en bas. Je procède au pansement avec une compresse fenestrée, enduite de cérat, que je place entre les lambeaux de la plaie, légèrement rapprochés, et que je recouvre de charpie mollette, de compresses et d'un bandage triangulaire. Immédiatement après l'opération, le blessé manifeste de la sensibilité par quelques cris plaintifs : le pouls se relève; les mouvements spasmodiques des bras cessent. La région hypogastrique paraissant distendue par la réplétion de la vessie, on y introduit une

1 Parmi lesquels étaient aussi MM. les docteurs Barbarin, Brisson, Gireaud, frères, et plusieurs autres.

sonde, qui donne issue à environ trois litres d'urine; le ventre est alors souple, non douloureux (diète, décoction de tamarin stibiée).

Le lendemain, 6 mai, la nuit a été assez calme : légère somnolence, aucunes plaintes, plusieurs selles; pouls petit, régulier, peu accéléré; respiration profonde; roideur dans les muscles du dos. La plaie, mise à nu, laisse remarquer que le lobe antérieur et supérieur droit du cerveau, qui était comprimé par les portions d'os extraites la veille, est revenu sur lui-même. Nous parvenons à remettre dans ses rapports naturels la portion enfoncée du coronal correspondante au lobe opposé, qui n'avait pu jusque-là être soulevée, et nous nous abstenons de l'enlever, en raison de son adhérence avec les téguments. La plaie est pansée comme la veille, et l'on sonde pour désemplir la vessie paralysée. Les fonctions visuelles ne sont gênées que par le gonflement des paupières. Interrogé sur les circonstances antérieures à l'accident, le blessé répond parfaitement, et il déclare ne pas avoir le souvenir de l'opération qu'on lui a pratiqué la veille (diète, tamarin simple). Le soir, la coloration de la face, la chaleur, le développement et l'accélération du pouls; les selles fréquentes, involontaires, la distension de la vessie, décident à pratiquer une petite saignée, à prescrire de la limonade et à donner issue à l'urine par le cathétérisme. Enfin, des symptômes de gastro-hépatite se manifestent; la suppuration de la plaie augmente: je donne issue, le 9 mai, à l'aide d'une petite ponction, à une collection séreuse faisant saillie au devant de l'extrémité antérieure de l'hémisphère cérébral droit, laquelle paraît le résultat d'une augmentation de sécrétion de l'arachnoïde; on aperçoit, dans les pansements, la lame criblée de l'ethmoïde et l'apophyse crista-galli baignées de pus; la face est plus ou moins bouffie; le teint jaunâtre : on combat tous ces symptômes, et on panse le blessé avec sagesse. Le cathétérisme est continué jusqu'à ce que la vessie ait recouvré sa contractilité; des escharres formées au sacrum et les plaies qui en résultent, sont pansées avec le styrax; peu à peu la suppuration de la plaie du front devient de bonne nature et sa cicatrisation s'opère; la digestion se rétablit; des accidents cérébraux, occasionnés par l'exfoliation de portions osseuses détachées de la voûte orbitaire du côté droit, se dissipent aussitôt leur sortie, qui s'opère avec le pus d'un abcès, résultant des efforts de la nature, et le blessé se rétablit lentement, il est vrai, mais complétement. Sorti de l'hôpital en septembre 1824, c'est-à-dire, cinq mois après l'accident, il a recouvré, peu à peu, ses forces, en sorte que l'ayant revu par occasion, le 31 juillet 1825, je le trouvai dans un état d'embonpoint qui le rendait méconnaissable: il se livrait alors depuis environ deux mois à ses travaux habituels; sa plaie du front, restée longtemps fistuleuse, était entièrement cicatrisée depuis un mois : Bobin ne souffrait plus de la tête ni du ventre, et il avait recouvré l'intégrité de toutes ses fonctions, ainsi que MM. les docteurs Barbarin, Maugue et Léonardon, à qui je l'ai présenté, l'ont constaté avec moi.

Je n'ai rapporté succinctement cette observation, intéressante en raison des heureux résultats obtenus des secours de l'art aidés des efforts de la nature, etc., que comme un bel exemple, ajouté à bien d'autres, qui prouvent que les fractures avec enfoncement, plaie, etc., siégeant au crâne, peuvent être suivies de guérison, tandis que des lésions moins graves en apparence, telles que fêlures par contre-coup, fractures simples au crâne, toujours plus ou moins difficiles à reconnaître (et parfois l'objet d'opérations hasardeuses ou tardives), sont suivies de mort, comme celle dont l'observation suit.

5.e OBSERVATION.

Fracture au crâne par contre-coup : chute de cheval sur la tête ; commotion, épanchement : mort dans la journée. Disjonction de la suture écailleuse du temporal gauche ; déchirement de la dure-mère et de l'artère méningée moyenne.

Ruty, sous-officier au 4.e d'artillerie, âgé d'environ 50 ans, fait une chute de cheval à Rennes, en 1831, sur le côté droit de la tête, alors qu'étant lancé au grand trot, il veut tourner court pour passer un pont dont le sol est pavé. Resté sans connaissance, il éprouve bientôt des mouvements convulsifs dans les muscles de la face et du bras droit; on le transporte à la caserne, où je suis appelé aussitôt : son pouls est irrégulier; les muscles de la face et des yeux sont en convulsions ; la bouche, écumeuse, présente la forme et l'attitude qu'elle a ordinairement, quand, y ayant introduit un corps brûlant, on veut le refroidir promptement en le promenant dans la bouche, en activant la sortie de l'air du poumon presque comme dans l'action de souffler; tantôt la langue sort et rentre alternativement, tantôt ces mouvements convulsifs cessent, et bientôt la stupeur survient, l'immobilité, la gêne de la respiration et la mort, malgré les saignées générales et locales employées à la caserne et à l'hôpital militaire, où le blessé avait été promptement transporté. A l'autopsie, on trouve des traces d'ecchymose au côté droit du crâne qui avait porté sur le sol ; au côté gauche, une disjonction de la suture écailleuse du temporal, os qui est écarté du pariétal d'environ huit millimètres supérieurement : celui-ci présente une fissure de six centimètres, s'étendant de bas en haut, en partant du centre de son bord écailleux. La dure-mère est déchirée en T aux points correspondants ; l'artère méningée moyenne de la dure-mère, aussi déchirée, a donné lieu à un épanchement sanguin abondant, qui s'étend sur tout l'hémisphère cérébral correspondant, qu'il comprime.[1]

Je cite cette observation, parmi bien d'autres, relatives à des cas de fractures directes ou indirectes du crâne, moins graves en apparence et qui ont entraîné la mort, en raison du fait rare de la coexistence de disjonction complète d'une suture avec une simple fissure fort peu étendue.

6.e OBSERVATION.

Fracture directe du crâne avec plaie et enfoncement produits par l'action violente d'un corps anguleux; opération du trépan tardive : mort.

Dans l'hiver de 1828, à Verdun, le nommé Noble, trompette au 12.e régiment de chasseurs, reçut dans une rixe, au côté antérieur droit de la tête, près l'extrémité de la suture fronto-pariétale, un violent coup de poing, armé d'une pierre anguleuse. Renversé sans connaissance, il revint promptement à lui, et retourna à la caserne, où il se déclara malade le lendemain. A mon examen, je reconnus à la région sus-indiquée, l'existence d'une plaie en V d'environ un centimètre d'étendue sur les côtés d'un petit lambeau anguleux déprimé, qui me permit de

1 L'autopsie a justifié le diagnostic que j'avais porté, quant à l'existence d'une fracture par contre-coup, avec épanchement sanguin. M. Desruelles aîné, déjà cité, aujourd'hui en retraite à Rennes, a dû conserver la pièce anatomique, qui n'est pas sans intérêt; car l'os temporal avait éprouvé un mouvement de rotation de dedans en dehors et de haut en bas.

reconnaître, avec un stylet, que le crâne était fracturé et enfoncé. Bien que le blessé désirât rester à la chambre, prétendant qu'il ne souffrait pas, je le fis conduire immédiatement à l'hôpital, où je l'accompagnai pour faire connaître la nature de la lésion et la nécessité de faire appeler le chirurgien en chef pour pratiquer l'opération du trépan. Arrivé près du blessé, où je l'attendais, M. Boyer, incertain sur l'existence de la lésion que j'avais reconnue, crut pouvoir temporiser, malgré mon avis contraire, et se borner à l'emploi de la saignée, jointe à la diète, à une boisson rafraîchissante, laxative et à un pansement simple. Le surlendemain le blessé ayant été agité, M. Boyer débrida la plaie devenue sensible, en pratiquant trois incisions de deux centimètres environ, une dans la direction de l'angle du V, les deux autres en prolongeant les côtés de la plaie, de façon à ce qu'elle représentât trois dents de loup. Bien qu'il eût reconnu alors avec le doigt l'existence de la fracture avec enfoncement, il ne se décida à appliquer deux couronnes de trépan que le quatrième jour, les accidents cérébraux allant croissant, malgré une seconde saignée, la diète, etc. Ayant assisté à l'opération, que je dirigeai en partie[1],

---

1 L'âge avancé de M. Boyer lui avait affaibli le sens de la vue et diminué la certitude de la main, si nécessaires au chirurgien.

j'enlevai plusieurs esquilles qui blessaient les membranes du cerveau ; la plaie fut pansée mollement avec une compresse fenestrée enduite de cérat et de la charpie : une troisième saignée fut pratiquée ; mais il était trop tard : l'inflammation existante, trop mollement combattue d'abord, ne fit que s'accroître à la suite de l'opération ; l'encéphalite, le coma, survinrent, et le blessé mourut le neuvième jour. L'autopsie démontra que la région antérieure externe de l'hémisphère cérébral gauche, qui correspondait à la fracture, était ramollie et en suppuration à sa superficie.

7.ᵉ OBSERVATION.

Fracture au crâne avec enfoncement et plaie, produits par un coup de marteau : commotion momentanée ; application immédiate de deux couronnes de trépan pour extraire les fragments enfoncés : guérison prompte sans accidents.

Dans le cours de l'été de 1830, un des soldats de la compagnie d'ouvriers d'artillerie commandée par M. le capitaine Le Roi[1], et en garnison à La-fère, s'étant pris de querelle avec un de ses camarades dans les ateliers de l'arsenal où il travaillait, reçut de son adversaire un violent coup de marteau, *dit rivoir*, par l'un des angles de l'extrémité aplatie sur la région antérieure gauche de la tête. Tombé sur le coup sans connaissance, il revint promptement à lui et fut conduit aussitôt à l'hôpi-

---

1 Maintenant chef d'escadron au 10.ᵉ d'artillerie.

tal, où MM. de Mommerot[1], Stoëckly[2] et moi le visitâmes peu de temps après et reconnûmes une lésion en tous points semblable à celle qui a fait le sujet de l'observation précédente, c'est-à-dire, l'existence d'une plaie en V d'un centimètre et demi environ sur chaque côté d'un lambeau anguleux déprimé, qui permet d'explorer le crâne avec un stylet, et de diagnostiquer l'existence d'une fracture avec enfoncement vers l'extrémité gauche de la suture fronto-pariétale. Étant d'avis unanime qu'il fallait trépaner, nous fîmes de suite trois incisions au cuir chevelu, une dans la direction de l'angle du V que présentait la plaie, et deux autres en prolongeant les côtés de ladite plaie, de façon à avoir trois lambeaux anguleux, que nous disséquâmes pour mettre suffisamment à découvert la lésion du crâme. Deux couronnes sont appliquées de façon à n'enlever que deux segments du crâne constituant le bord de l'enfoncement; les esquilles sont bientôt extraites à l'aide de l'élévatoire; une portion triangulaire très-aiguë de la table interne du crâne, entièrement libre, est enlevée par moi, après que j'eus coupé avec des ciseaux les angles pour en diminuer l'étendue et en faciliter la sortie. On rapproche ensuite modérément les lambeaux du cuir chevelu, et on panse la plaie avec une

---

1 Actuellement médecin retiré à Soissons.

2 Chirurgien-major.

compresse fenestrée enduite de cérat et recouverte de charpie mollette maintenue avec quelques compresses et un bandage triangulaire. On place le blessé convenablement dans son lit; on le saigne quelques heures après l'opération. Une diète absolue, de la limonade et une potion calmante sont prescrites. Aucun accident ne survint; la plaie entra en bonne suppuration quelques jours après, et marcha sans obstacle vers la guérison[1], qui s'opéra en cinq semaines, sans autres soins que des pansements méthodiques, quelques jours de diète, suivis d'un régime approprié. Sorti de l'hôpital, et réformé ultérieurement pour perte de substance au crâne, je le revis, gros et gras, à Laon, au commencement de 1831, où il m'apprit qu'il était sujet à éprouver des maux de tête, lors des changements de temps; la cicatrice était solide et résistante à la pression.

Si l'on s'était toujours décidé aussi promptement à pratiquer l'opération du trépan, dans les cas de fracture au crâne, qui pouvaient la nécessiter, on aurait

---

1 M. Marmy, chirurgien aide-major à l'hôpital militaire d'instruction de Strasbourg, a eu récemment l'occasion de pratiquer, avec succès, l'opération du trépan, à l'hôpital de Phalsbourg, dans un cas de fracture directe, avec enfoncement large et profond du pariétal gauche, stupeur et paralysie du bras droit. Deux couronnes ont été appliquées de façon à n'enlever que deux segments du crâne constituant le bord de l'enfoncement.

eu bien moins d'insuccès, selon nous, et la plupart des praticiens ne seraient plus dans l'incertitude sur le degré d'utilité d'une opération, grave à la vérité, mais dont le succès dépend surtout de la promptitude que l'on met à y recourir, pour enlever les causes physiques d'irritation avant que leurs effets soient produits, autrement l'opération devient cause d'aggravation, qui hâte fréquemment la mort, à moins que l'inflammation modérée ou arrivée à suppuration ne soit localisée, comme chez le sujet de la quatrième observation et chez celui de l'observation suivante.

8.ᵉ OBSERVATION.

Fracture directe au crâne avec plaie au-dessus de la tempe gauche; stupeur pendant plusieurs jours; incision des téguments pour extraire quelques fragments; disparition complète des accidents; embonpoint et apparences de la meilleure santé, malgré l'existence d'un foyer interne, entretenant au centre de la cicatrice de la plaie une fistule qui nécessite, trois mois après, l'opération du trépan pour arriver à la guérison.

Rinder (Jean-Pierre), jeune soldat de la classe de 1839, a fait une route à pied pour rejoindre le 15.ᵉ d'artillerie-pontonniers, le 19 septembre 1840 : il est doué d'une forte constitution, d'un embonpoint notable, jouit de l'intégrité de ses facultés sensitives et intellectuelles, bien qu'il ait au-dessus de la tempe gauche, au centre d'une cicatrice irrégulière, une petite plaie fistuleuse qui fournit journellement une certaine quantité de pus phlegmoneux et qui laisse pénétrer, par son trajet étroit, un stylet jusqu'à six centimètres de profondeur dans l'intérieur du crâne, perpendiculairement à sa surface. Cette plaie est la suite d'une fracture directe produite par un coup de bâton, reçu trois mois auparavant, laquelle lui avait fait perdre connaissance pendant plusieurs jours, avait nécessité un traitement antiphlogistique énergique et plusieurs incisions au cuir chevelu. Envoyé immédiatement à l'hôpital militaire, de nombreux médecins et chirurgiens distingués, réunis en consultation le 7 octobre 1840, émettent presque généralement l'avis qu'il doit y avoir maladie à la table interne de l'os pariétal, accumulation de pus entre elle et la dure-mère, déprimée sur le cerveau [1], et qu'il y a lieu de trépaner. Bien que la nature du pus, l'impossibilité de dévier

---

1 Bien que je connaisse des cas de compression graduelle assez considérable du cerveau, sans trouble marqué des facultés sensitives et intellectuelles pendant un certain temps, celle-ci ne me paraissait pas probable, attendu qu'une dépression de six centimètres de la dure-mère sur le cerveau, qu'il fallait supposer, puisque le stylet pénétrait de toute cette longueur dans l'intérieur du crâne, perpendiculairement à sa surface, aurait bien certainement anéanti les fonctions du *sensorium commune* (voyez *Annales de la médecine physiologique*, t. XI, p. 58, 1.er *trimestre* 1827; *Observation d'une tumeur fongueuse de la dure-mère, que j'ai publiée à cette époque*).

le stylet de la direction de la plaie dans laquelle il semble étroitement logé jusque dans l'intérieur du crâne, et le souvenir d'une plaie analogue, qui pénétrait profondément dans le cerveau, reconnue par moi sur un blessé que j'étais chargé de panser à l'hôpital militaire de Givet, en 1820 (voyez Mémoires de médecine militaire, t. XII, p. 221 ; Notice de M. Zinck), m'éloignassent de l'avis des préopinants : quant à l'existence de carie à la table interne du pariétal, je me prononçai pour que l'on mît le crâne à nu et pour que l'on trépanât au besoin. L'opération étant décidée, on incise crucialement le cuir chevelu, et l'on met à découvert cette partie du crâne, dont la surface est un peu rugueuse et plus vasculaire que dans l'état normal. Le trou qui y existe est très-étroit, et l'os a partout la consistance ordinaire. Étant placé près de l'opérateur, j'émets l'avis d'y appliquer une couronne de trépan, qui comprendrait l'orifice fistuleux de l'os, en y engageant la pyramide pour la fixer; mais mon avis est rejeté. On trépane à six millimètres au-dessus et en arrière, et l'on est désappointé en trouvant la dure-mère saine et contiguë à cette région du crâne, dont la table interne de la partie enlevée avec la couronne est seulement un peu rugueuse. Une seconde couronne, appliquée au côté opposé du trou fistuleux, a le même résultat. Le pont qui en résulte, dans lequel se trouve l'orifice pathologique de l'os, est laborieusement enlevé avec des rugines, et l'on met ainsi à découvert l'orifice fistuleux de la dure-mère, qui adhérait légèrement au pourtour de celui du crâne. On y pratique une petite incision cruciale, qui permet à quelque peu de pus de bonne nature de s'échapper immédiatement, et l'on panse méthodiquement, en rapprochant légèrement les lambeaux. La diète, des boissons rafraîchissantes et le repos dans un lit garni de rideaux, la tête élevée et favorablement inclinée pour la sortie du pus, sont prescrits; une saignée est pratiquée ultérieurement, pour tempérer l'inflammation, qui a été peu prononcée; la suppuration de la plaie et l'émission du pus du foyer interne se sont bien établis, de telle sorte que le malade a guéri sans accident, et que, réformé le 19 décembre 1840, pour cicatrice et perte de substance au crâne, il est sorti de l'hôpital le 26, pour se rendre dans ses foyers.

Ce fait est remarquable sous le rapport physiologico-pathologique, autant par la coïncidence d'une bonne santé avec l'existence d'un foyer purulent à la périphérie du cerveau, que par la formation même de celui-ci. Tout porte à croire qu'un travail de suppuration, occasionné par la lésion du crâne, s'étant formé dans les anfractuosités cérébrales ou dans la substance même du cerveau, le pus se sera fait jour au dehors dans les premiers temps de la fracture, et qu'il en sera résulté une plaie fistuleuse, entretenue par le pus du foyer interne, qui, n'ayant pu se vider complétement au dehors, en raison de l'étroitesse de la plaie, aura continué à s'échapper journellement par cette issue, sans se tarir, jusqu'à ce qu'une voie plus large lui ayant été ouverte par une opération, le foyer se soit vidé complétement.

9.e OBSERVATION.

Fracture comminutive de la portion écailleuse du temporal droit, avec plaie intéressant toute l'épaisseur du muscle du même nom et avec déchirure de la dure-mère, laquelle n'a produit aucun accident grave; mais qui a été suivie, un mois après, d'un érysipèle gangréneux au bras droit, qui a entraîné la mort.

Un vieillard de soixante-cinq ans environ, habitant un hameau de la commune de Foussay, distante de treize kilomètres de Fontenay-le-Comte (Vendée), est renversé par ses bœufs épouvantés, attelés à un chariot qu'il conduisait sur la foire de ladite ville, dans le cours de l'été de 1825. Me trouvant alors au quartier situé à proximité du lieu de l'accident, j'y suis appelé, et je trouve cet homme assis sur une chaise en plein air, la face pâle, exprimant le trouble occasionné par l'accident, et à qui on faisait respirer du vinaigre. Il était atteint, à la région inférieure de la tempe droite, d'une plaie profonde, en forme de croissant, dont la convexité inférieure, longeant l'arcade zygomatique, laissait voir à son fond (en raison de l'écartement de ses bords par la rétraction des fibres du muscle temporal divisé transversalement dans toute son épaisseur), la portion écailleuse du temporal fracturée comminutivement et la dure-mère déchirée, repliée sur elle-même, laissant le cerveau à nu et recouvert de quelques parcelles de poussière [1]. Je m'empressai aussitôt de laver attentivement cette plaie, de façon à la dégager des corps étrangers, j'en rasai le pourtour et je remis en place le lambeau de la dnre-mère. Plusieurs petits fragments d'os libres ou adhérents aux fibres musculaires y insérées, sont extraits à l'aide des pinces à disséquer et des ciseaux. La plaie, dont les bords sont assez nets, quoique déchirés, est ensuite réunie avec des bandelettes agglutinatives, après avoir interposé entre ses bords, à la partie la plus déclive, une petite bandelette de linge fin, enduite de cérat, destinée à ménager une communication entre son fond et l'extérieur. Un gâteau de charpie et des compresses, maintenues avec un bandage triangulaire, terminent le pansement. Le blessé ayant besoin de soins suivis et ne pouvant retourner dans sa commune, est conduit à pied, dans une maison bourgeoise de la grande rue de Fontenay-le-Comte, distante du champ de foire d'environ cinq cents

---

1 Je n'ai jamais pu me rendre bien compte de la véritable cause de cette lésion; tout porte à croire qu'elle a été produite par un coup de corne de bœuf.

mètres : c'est là, qu'après l'avoir couché dans un lit environné d'une légère obscurité, la tête élevée, un peu inclinée du côté de la plaie, je continuai à lui donner des soins, conjointement avec M. le docteur Barbarin, qui, ayant été appelé avant moi, était arrivé pour secourir le blessé au moment où je terminais le pansement. Une diète absolue et de la limonade lui sont prescrites; une saignée du bras lui est pratiquée dès que la réaction commence à s'opérer : je la renouvelle le lendemain, en raison de la dureté du pouls, de la coloration de la face, d'un léger gonflement vers la plaie et d'une tendance à l'assoupissement. Une tisane stibiée, des lavements et des frictions sur les jambes, matin et soir, avec le vinaigre sinapisé chaud, sont ordonnés. La nuit suivante a été assez calme; le pouls continue à être élevé sans accélération notable; le blessé conserve l'intégrité de ses facultés intellectuelles, malgré un léger assoupissement; il a eu une selle copieuse; la langue est bonne et la soif modérée. Une troisième saignée est pratiquée, et l'on continue la tisane stibiée, les frictions sinapisées, les lavements, en lui recommandant de ne pas mouvoir la mâchoire. J'enlève le premier appareil, qui me laisse voir un peu de tuméfaction vers la plaie, dont les bords sont agglutinés, et je panse simplement. Le quatrième jour l'état du blessé paraît satisfaisant; on persiste dans l'usage des mêmes moyens. Le cinquième, continuation : le sommeil devient naturel; je fais le second pansement, et j'enlève la bandelette de linge placée à la région inférieure de la plaie; ce qui permet à un peu de sérosité de s'échapper. Je fais un pansement simple avec une compresse fenestrée et de la charpie. On continune la boisson stibiée pour entretenir la liberté du ventre, et l'on ajoute une tasse de bouillon aux herbes. Bientôt le blessé veut se lever; il insiste pour qu'on le reconduise dans son village, et nous avons peine à le retenir jusqu'au dix-septième jour, en le faisant passer graduellement de la diète la plus absolue, à un régime de moins en moins sévère. Les lèvres de la plaie restent agglutinées et légèrement tuméfiées; le blessé peut mouvoir la tête sans y éprouver de douleur. Toutefois, il y a lieu de croire à un travail de suppuration qui s'opère lentement et profondément. Parti en voiture, il arriva heureusement dans sa famille, où je fus appelé à le visiter huit jours après. Alors la plaie, entr'ouverte, était en pleine suppuration; plusieurs parcelles osseuses en étaient sorties; l'état général du blessé était bon et faisait présager une terminaison heureuse. Mais j'appris un peu plus tard, par le médecin ordinaire, qu'il était survenu à ce vieillard, vers le trentième jour de son accident, un érysipèle au bras droit, qui s'était terminé par gangrène et avait entraîné la mort. Cette observation démontre toutefois ce que l'on peut espérer pour la guérison de lésions graves du crâne, avec perte de substance, quand elles ont eu lieu primitivement, c'est à-dire, sans préexistence d'un état maladif inflammatoire du cerveau et de ses annexes, et les chances de guérison que peut présenter l'opération du trépan faite avec ménagement et en temps opportun.

Observation de fracture indirecte du corps de la première vertèbre lombaire et de luxation consécutive de la douzième vertèbre dorsale ; suivie de réflexions.

Honoré Conon, natif du Cateau (Nord), âgé de vingt ans, d'un tempérament lymphatico-nerveux, demeurant à Chauny (Aisne), fait une chute à la renverse, le 1.er décembre 1828, vers trois heures après-midi, en voulant descendre précipitamment l'escalier d'un premier étage. La région inférieure du dos heurte violemment contre le bord saillant de la première marche, et il glisse jusqu'au rez-de-chaussée, où, comme étourdi, il éprouve un sentiment de brisement général, et ne peut se relever. On le transporte dans son lit, où il est examiné peu de temps après par un chirurgien, qui, reconnaissant l'existence d'une paralysie des extrémités abdominales et de la vessie, qu'il attribue à une commotion de la moelle de l'épine, saigne le malade deux fois dans la soirée et le sonde. Le lendemain, un médecin consulté confirme le diagnostic : on réitère la saignée, le cathétérisme, et le troisième jour on transfère le blessé dans l'hôpital le plus voisin. Jusqu'au quatorzième jour, que je fus appelé à le voir avec le médecin traitant, il ne s'opéra que peu de changement : Conon a pleine connaissance; il reste couché sur le dos sans pouvoir changer de position; il éprouve quelque peu de douleurs aux lombes; le pouls est assez tranquille, ainsi que le sommeil; quelques soupes sont digérées; les membres paralysés, la région hypogastrique et le pourtour du bassin ont perdu le sentiment; les selles, involontaires, n'ont lieu qu'à l'aide d'une boisson purgative; les urines, d'abord naturelles, puis troubles, ne sont émises qu'à l'aide de la sonde, qui n'est pas sentie par le malade. J'apprends que l'on est dans l'intention d'administrer la strychnine, et, tout en en blâmant l'emploi dans un tel cas, j'insiste sur la nécessité d'inspecter de nouveau attentivement la colonne épinière, qui ne l'avait plus été depuis les premiers jours de l'accident. Alors nous reconnaissons l'existence d'une gibbosité formée par les douzième vertèbre dorsale et première lombaire, et sous la peau correspondante, sans ecchymose, trois éminences osseuses, représentant un triangle isocèle, dont l'angle aigu, tourné verticalement, est distant des deux autres d'environ quatre centimètres et demi, lesquels sont eux-mêmes éloignés l'un de l'autre de près de trois centimètres [1]. Dès lors, notre pronostic est funeste; nos soins se bornent à appliquer un bandage de corps approprié, à donner au blessé la position la plus favorable dans le lit, ajoutées aux moyens précédemment employés.

Du 14 au 18 suivant, les symptômes énoncés prennent plus d'intensité, la gibbosité augmente en même temps que le tronc se fléchit en avant; les membres paralysés maigrissent sensiblement et prennent une teinte comme plombée; les urines deviennent tellement épaisses qu'elles obstruent souvent la sonde; la région hypogastrique est très-douloureuse: quelques cuillerées de soupe au lait, une tisane mucilagineuse, et, parfois, quelques verres d'une légère infusion de séné pour entretenir les selles, sont les seuls aliments et boissons ingérés.

Enfin, successivement, les douleurs rachidiennes deviennent insupportables, autant par la lésion physique que par la compression opérée sur la gibbosité dans le décubitus; la respiration s'embarrasse, de-

---

1 Ces éminences étaient formées, la supérieure, par l'extrémité de l'apophyse épineuse de la douzième vertèbre dorsale, luxée incomplétement en avant, et les inférieures, par les apophyses articulaires de la première lombaire, lesquelles faisaient saillie sous les téguments extrêmement distendus en raison de la luxation de la vertèbre correspondante et de l'inflexion en avant de la colonne vertébrale, qui en était la conséquence.

vient convulsive; le pouls petit, très-accéléré, irrégulier; il y a insomnie, le teint devient terreux; le malade dit qu'il est comme moulu et qu'il éprouve parfois la sensation comme si on lui coupait les jambes aux jarrets; l'éminence supérieure de la gibbosité disparaît par suite de la luxation complète, en avant et en bas, de la douzième vertèbre dorsale, et il ne reste que les deux inférieures résultant de la saillie, sous les téguments, des apophyses articulaires de la première lombaire : bientôt, douleurs abdominales extrêmement vives; urines rares et purulentes, hoquets, éructations, vomissement de tout ce qui est ingéré, maigreur, toux, yeux ternes, *facies* hippocratique; la soif devient inextinguible; la respiration, de plus en plus difficile, est bientôt accompagnée de toux fréquente avec expectoration purulente; on s'abstient d'entretenir les selles au moyen des purgatifs, à cause de la violente irritation; l'odeur devient fétide, insupportable; la cornée perd sa transparence. Pendant la durée de cet appareil effrayant de symptômes, le malade conserve toute sa connaissance; il implore la mort, et il expire le 31 décembre vers minuit (trente et unième jour de l'accident), immédiatement après avoir ingéré un peu de boisson qu'il avait demandé.

L'autopsie, que je fis en présence du médecin traitant et du docteur Stoëckly[1], chirurgien-major du

---

1 Aujourd'hui en retraite à Compiègne.

4.e d'artillerie, le 2 janvier, à 9 heures et demie du matin, trente-trois heures après la mort, nous a fait remarquer ce qui suit :

Poitrine. Trachée et œsophage à l'état naturel; poumons affaissés, peu crépitants, adhérents dans plusieurs points aux plèvres costale et médiastine, d'une couleur rose pâle antérieurement, où ils paraissent exsangues; postérieurement, ils sont d'un rouge foncé et laissent échapper, par plusieurs incisions, du sang noirâtre, mélangé, dans plusieurs endroits, d'un mucus puriforme. Le péricarde est mince, transparent; le cœur volumineux; le ventricule gauche est vide, légèrement hypertrophié, et ses colonnes charnues, très-développées; l'oreillette correspondante contient un peu de sang noir. Le ventricule droit est flasque, un peu dilaté et contient aussi une petite quantité de sang noir; son oreillette, qui ne présente rien de remarquable, renferme des caillots fibrineux peu consistants.

Abdomen. Le foie est doublé de volume et très-consistant; sa vésicule, peu volumineuse, est remplie de bile jaune. La rate paraît être un peu gonflée; l'épiploon gastro-hépatique est légèrement rosé; l'estomac, rétracté sur lui-même, n'offre rien de remarquable extérieurement; intérieurement, il contient environ cent vingt-cinq grammes d'un liquide verdâtre; sa muqueuse est blanchâtre et a des rides très-prononcées tout le long de sa grande courbure.

Le grand épiploon présente de légères traces de phlogose; il est adhérent avec l'S du colon et la vessie. L'intestin grèle, réduit à un très-petit volume, est d'un blanc cendré extérieurement; à l'intérieur, sa muqueuse est rosée dans quelques endroits. Les parois du colon sont très-amincies, transparentes; ses portions lombaire et iliaque gauches renferment des matières durcies, rangées en forme de chapelet. Les reins, déformés, sont triplés de volume, et leur parenchyme contient des foyers purulents; les uretères ont le diamètre du petit doigt et renferment un liquide puriforme. La vessie, du volume de deux poings, est adhérente comme il a été dit; sa couleur extérieure est mélangée de gris, de rouge et de lie-de-vin; ses parois, dures, comme cartilagineuses dans quelques points, sont épaisses d'un centimètre à un centimètre et demi, et renferment des foyers contenant un mélange de pus et de sang; l'un d'eux se prolonge dans l'étendue de près de neuf centimètres au-dessus du pubis, entre le péritoine et les muscles abdominaux; la muqueuse est désorganisée et laisse échapper du pus, dans plusieurs endroits, lorsqu'on la comprime. Cette poche renferme un liquide purulent, de couleur lie-de-vin. Le gland est livide et le canal de l'urètre rouge excorié.

Colonne vertébrale. La douzième vertèbre dorsale est luxée en avant et en bas sur le corps de la première lombaire, avec lequel elle forme un angle d'environ cent vingt degrés. Sa face inférieure, encroûtée du fibro-cartilage intervertébral, concave en raison d'un segment osseux semi-circulaire y adhérent, lequel s'est détaché de la face supérieure du corps de la première lombaire, est appliquée sur la face antérieure de cette dernière, qu'elle recouvre en grande partie. Le bord antérieur et supérieur de la même vertèbre, effacé par la perte de substance qu'il a éprouvée, forme, conjointement avec les faces supérieure et antérieure du corps de l'os, une surface convexe, arrondie, qui est logée dans la concavité accidentelle de la face inférieure du corps de la douzième dorsale. La deuxième lombaire présente à la région supérieure de sa face antérieure une espèce de bourrelet transversal et demi-circulaire, formé de quelques parcelles osseuses et fibreuses qui y ont été entraînées par la vertèbre luxée, lequel s'oppose à ce qu'elle descende plus bas. Le tissu cellulaire circonvoisin et les muscles psoas sont ecchymosés. Les apophyses articulaires de l'une et l'autre vertèbres ne présentent rien de remarquable: celles de la première lombaire font saillie sous les téguments; leurs capsules et ligaments sont déchirés. La moelle allongée est évidemment tiraillée et comprimée, antérieurement par le bord postérieur et supérieur du corps de la première lombaire, postérieurement par la face antérieure de l'arc de la douzième vertèbre dorsale luxée. L'anneau formé par l'arc de cette dernière est en grande partie obstrué par une portion du fibro-cartilage intervertébral, restée adhérente au ligament postérieur des vertèbres, laquelle est détachée, renversée en arrière dans le canal rachidien, où elle est maintenue par ce ligament. La moelle est jaunâtre, mince et comme transparente dans ce point; plus loin, elle paraît être à l'état naturel. Les surfaces osseuses, dénudées ou fracturées, sont rugueuses, d'un gris mélangé de rouge, sans ramollissement ni suppuration.

Réflexions. Laissant au lecteur le soin d'apprécier les conséquences physiologico-pathologiques de la lésion qui fait l'objet de l'observation précédente, je ferai seulement observer que les auteurs de pathologie chirurgicale s'accordent sur la gravité des fractures des vertèbres, lorsque la moelle épinière est lésée ou comprimée ; sur la difficulté du diagnostic, quand ces lésions ont lieu au delà des apophyses et sur la nature des accidents qu'elles entraînent généralement : sous tous ces rapports, l'observation dont il s'agit s'accorde aussi avec leur théorie. Mais il n'en est pas de même, eu égard à la pathogénie des fractures de ces os, qu'ils considèrent[1], en raison de leur contexture, de leur conformation et de leurs rapports, comme impossibles autrement que d'une

---

1 Entre autres, Boyer, Traité des maladies chirurgicales, 1.re édit., t. 3, p. 132.

manière directe. Il est évident, en effet, que la fracture qui fait l'objet de ces remarques, s'est opéré indirectement. L'effort de la chute, en s'exerçant d'arrière en avant sur l'extrémité inférieure de la région dorsale, qui porta sur une éminence transverse résistante, a dû produire instantanément, 1.° un violent mouvement d'inflexion en arrière, lequel, éprouvant antérieurement une résistance invincible de la part des fibro-cartilages et des ligaments vertébraux, occasionna la fracture transverse du corps de la première vertèbre lombaire, dont un segment semi-lunaire de la face et du bord supérieurs lui resta adhérent; 2.° un effort tendant à luxer en avant la vertèbre supérieure, lequel produisit d'autant moins difficilement l'extension et le déchirement des ligaments, des capsules articulaires, etc., de la douzième vertèbre dorsale avec la première lombaire, que les surfaces articulaires des apophyses de ces vertèbres, tournées parallèlement d'arrière en avant, sont disposées par là à se luxer dans ce sens[1], et que les moyens d'union du corps de ces os étaient détruits en grande partie; ce qui, dans aucun cas, ne pourrait avoir lieu pour les autres vertèbres dorsales, dont les surfaces articulaires des apophyses sont di-

1 C'est donc à tort que l'auteur de l'article : *Maladies des vertèbres* (Dict. des sc. méd., t. 57, p. 306) dit que la fracture des apophyses articulaires des vertèbres lombaires doit nécessairement préexister à leur luxation en avant.

rigées obliquement de dedans en dehors, et même transversalement, de manière à ce que celles des vertèbres supérieures soient placées derrière celle des inférieures. Toutefois, la cause ayant cessé d'agir, le déplacement a été assez peu considérable d'abord pour être méconnu, les muscles sacro-lombaires et longs dorsaux postérieurement, les grands psoas antérieurement, etc., tendant à maintenir ces os en rapport par leurs attaches. La paraplégie a pu, dans cet état, être rapportée à une simple commotion de la moelle de l'épine, d'autant mieux que le malade ne se plaignait presque pas des lombes, où l'on n'avait pas même remarqué d'ecchymose, et, qu'à l'exception de la suspension des selles et des urines, les autres fonctions s'exécutaient librement; mais, peu à peu, la douzième vertèbre dorsale, privée en grande partie de ses moyens d'union avec la première lombaire, a été déplacée antérieurement, autant par le poids du tronc, que par les mouvements exécutés au malade par les soins de propreté; le tronc s'est infléchi en avant; une gibbosité a été reconnue le quatorzième jour, et tous les accidents relatés sont devenus d'autant plus intenses, que le déplacement devenait plus considérable.

De ce qui précède, je crois pouvoir conclure que le corps des vertèbres lombaires peut se fracturer indirectement dans certains cas d'inflexion violente en arrière de cette région de la colonne vertébrale;

Que la luxation complète de la vertèbre supérieure peut s'opérer en même temps ou consécutivement;

Et que si, dans le cas dont il s'agit, on était parvenu dès le principe à reconnaître la lésion physique existante, on aurait pu espérer, à l'aide d'un lit orthopédique percé et organisé de manière à ce que le blessé, couché commodément, pût recevoir un lavement, faire ses nécessités sans changer de position, et avoir le bassin et le tronc fixés dans une attitude naturelle, on aurait pu espérer, dis-je, de prévenir le déplacement, et par là, peut-être, aussi la mort du malade.

Observation de flexion permanente accidentelle, par refoulement, de l'os radius, chez l'adulte; suivie de réflexions.

Pineau, maître ouvrier à la 4.e compagnie du 15.e d'artillerie, âgé de 24 ans, d'une bonne constitution, éprouve, en dirigeant une prolonge à l'arsenal, le 23 novembre 1840, un refoulement de l'avant-bras gauche selon son axe, entre l'extrémité du timon qu'il pousse avec la paume de la main, et son coude fléchi qui vient de heurter fortement contre un mur, dans un mouvement de recul imprévu. Il en résulte une flexion considérable en avant du corps de l'os radius, que l'on ne parvient pas à redresser, attendu que la forte pression qu'il faudrait exercer pour cela sur la saillie que la convexité de sa courbure accidentelle fait sous la peau, en entraînerait la désorganisation. On est forcé de se borner, après différents essais infructueux, à l'application d'un bandage contentif imprégné d'une liqueur résolutive. Cette lésion fait souffrir modérément dans les premiers temps, pendant la durée du léger travail inflammatoire qui en est la conséquence; elle entraîne à sa suite de la gêne dans les mouvements de pronation et de supination de la main, une difformité avec amaigrissement et faiblesse de l'avant-bras, qui nécessitent la réforme du blessé à l'inspection générale, en août 1841, c'est-à-dire, neuf mois après l'accident.

Réflexions. Bien qu'il n'existât pas d'aspérités sensibles sous la peau à l'endroit de la saillie produite par la convexité de la courbe de l'os, il me paraît rationnel d'admettre, dans ce cas, l'existence d'une fracture avec déplacement selon la direction, les fragments engrénés l'un dans l'autre, n'ayant pas cessé d'être en rapports assez intimes pour qu'il fût impossible de redresser cet os; car, bien que l'on ait observé des enfoncements d'os larges sans fracture, des courbures accidentelles d'os longs chez des enfants, et dans lesquelles le cylindre osseux était parfois fracturé incomplétement, ainsi que Lanfranc (*De plicatura ossium in pueris*), Ambroise Paré (13.e livre), Duverney, J. L. Petit (Maladies des os), et tout récemment M. Thore (Archives générales de médecine; février 1844) l'ont rapporté, j'aurai peine à admettre, sans exception, tant qu'il n'aura pas été vérifié sur le cadavre, ce mode de fracture chez l'adulte en bon état de santé, le corps des os longs me paraissant être alors trop compacte. Quoi qu'il en soit, il me semble que l'on aurait pu arriver à un bon résultat dans le traitement de la flexion permanente de l'os dont il s'agit, à l'aide d'un bandage orthopédique à pression et extension permanentes graduelles que j'emploîrais en pareil cas.

Ici se terminent ces quelques remarques et observations, que je livre uniquement au monde médical, dans l'espoir qu'elles ne seront pas sans un certain intérêt pour la chirurgie pratique.

FIN.

www.ingramcontent.com/pod-product-compliance
Ingram Content Group UK Ltd.
Pitfield, Milton Keynes, MK11 3LW, UK
UKHW021129230726
13926UKWH00002B/689

9 782014 067590